BEI GRIN MACHT SICH IHR WISSEN BEZAHLT

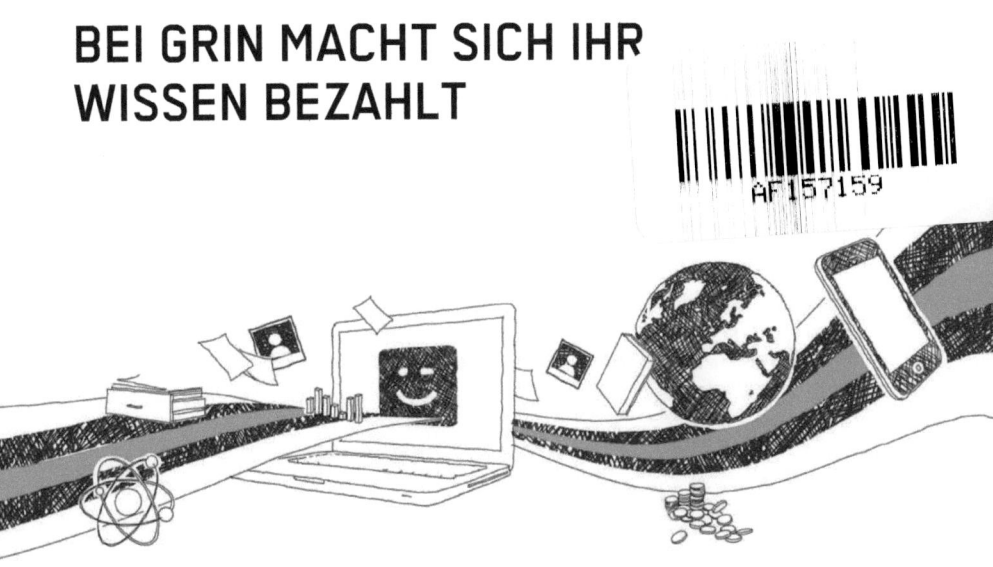
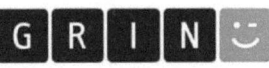

Nadja Hermann

Belastungen am Arbeitsplatz. Gesundheitsprobleme in der Kindertagesstätte

Mitarbeiterbefragung anhand eines Fragebogens

GRIN Verlag

Bibliografische Information der Deutschen Nationalbibliothek:

Die Deutsche Bibliothek verzeichnet diese Publikation in der Deutschen National-
bibliografie; detaillierte bibliografische Daten sind im Internet über http://dnb.d-
nb.de/ abrufbar.

Impressum:

Copyright © 2014 GRIN Verlag GmbH
Druck und Bindung: Books on Demand GmbH, Norderstedt Germany
ISBN: 978-3-656-87883-4

Dieses Buch bei GRIN:

http://www.grin.com/de/e-book/287637/belastungen-am-arbeitsplatz-gesundheits-
probleme-in-der-kindertagesstaette

GRIN - Your knowledge has value

Der GRIN Verlag publiziert seit 1998 wissenschaftliche Arbeiten von Studenten, Hochschullehrern und anderen Akademikern als eBook und gedrucktes Buch. Die Verlagswebsite www.grin.com ist die ideale Plattform zur Veröffentlichung von Hausarbeiten, Abschlussarbeiten, wissenschaftlichen Aufsätzen, Dissertationen und Fachbüchern.

Besuchen Sie uns im Internet:

http://www.grin.com/

http://www.facebook.com/grincom

http://www.twitter.com/grin_com

Inhaltsverzeichnis

Aufgabe 1) Erstellung eines Fragebogens

Berufliche Belastungsfaktoren der Zielgruppe

Im Rahmen der Befragung wurde die Zielgruppe der Erzieherinnen und Erzieher gewählt. Der Beruf der Erzieherin bzw. des Erziehers gilt als gesundheitlich stark belastend. Im Gesamtvergleich des Öffentlichen Dienstes sind krankheitsbedingte Ausfallzeiten von Erzieherinnen und Erziehern überdurchschnittlich hoch. (Konzept-e für Bildung und Soziales GmbH, 2013).

Die Beschäftigten von Kindertageseinrichtungen sind am Arbeitsplatz nicht unerheblichen gesundheitlichen Belastungen ausgesetzt. Die Befragungsstudie „Arbeitswelt NRW 2009" des Landesinstituts für Gesundheit und Arbeit des Landes Nordrhein-Westfalen hat gezeigt, dass Beschäftigte in der Branche „Erziehung, Unterricht" überdurchschnittlich belastet sind. Erzieherinnen und Erzieher sind sowohl physischen (Lärmbelastung, fehlende erwachsengerechte Möbel, ungünstige Körperhaltungen) als auch psychischen Belastungen (z.B. fehlende Rückzugsmöglichkeiten, Konflikte im Team) ausgesetzt. Auch der Fehlzeitenreport 2012 belegt, dass Erzieherinnen und Erzieher im Vergleich zu anderen Berufsgruppen einen belasteteren Gesundheitszustand sowie überdurchschnittlich hohe krankheitsbedingte Ausfallzeiten aufweisen (Badura et al, 2012).

Belastung und Beanspruchung

Belastungen am Arbeitsplatz - ob physisch oder psychisch - sind ein normales Phänomen und machen nicht zwangsläufig krank. Personen unterscheiden sich hinsichtlich ihrer Fähigkeiten und Fertigkeiten, ihres Gesundheitszustands und ihrer Bewältigungsstrategien im Hinblick auf diese Belastungen. Die Ausprägung der genannten individuellen Voraussetzungen sowie die Höhe der Belastung entscheiden darüber, ob diese als (gesund erhaltende) Herausforderung oder aber als (krank machende) Überbeanspruchung angesehen werden.

Zielsetzung

Im Rahmen der Befragung sollten spezifische Gesundheitsprobleme und Belastungsschwerpunkte der Berufsgruppe Erzieher und Erzieherinnen erfasst werden.

Da aufgrund der vorgegebenen Begrenzung des Fragebogens nicht auf alle Arten und Ursachen von Belastungen eingegangen werden konnten, wurde der Schwerpunkt auf die folgenden interessierenden Fragestellungen bezüglich der Arbeitsbelastungen gelegt:

- Haben Erzieherinnen und Erzieher ein höheres Risiko für psychosomatische und psychische Beschwerden?
- Welche Faktoren tragen zur individuellen Stressbelastung bei?
- Gibt es einen Zusammenhang zwischen gesundheitlichen Belastungen und Aspekten des Arbeitsklimas?
- Empfinden die Erzieher und Erzieherinnen ein erhöhtes Maß an Anforderung und empfinden sie diese als Belastung?

Die aus der Befragung resultierenden Ergebnisse sollen ausgewertet und darauf aufbauend Handlungsempfehlungen gegeben werden.

Zielgruppe

Durch die Befragung sollten spezifische Gesundheitsprobleme und Belastungen der Mitarbeiter der Katholische Kindertagesstätte Maria Hilf in Neuss erfasst werden. Die Tageseinrichtung für Kinder bietet die Möglichkeit der ganztägigen Betreuung für Kinder im Alter von 2 - 6 Jahren. Im kommenden Kindergartenjahr werden dort 150 Kinder betreut. Zum Team der Kindertagesstätte gehören 22 Mitarbeiterinnen: Eine Erzieherin als Leiterin, eine Erzieherin als Gruppenleitung und stellvertretende Leitung, sechs Erzieherinnen als Gruppenleitung, vier Erzieherinnen als 2. Fachkraft in einer U3 (Unter-Dreijährigen)-Gruppe, sechs Erzieherinnen gruppenübergreifend tätig sowie eine Praktikantin im Anerkennungsjahr. Der Zugang zu den Studienteilnehmerinnen erfolgte über eine vermittelnde Person mit Zugang zur Zielgruppe. Der Fragebogen wurde in einer Printversion zur Verfügung gestellt.

Aufbau des Fragebogens

Bei der Erarbeitung des Fragebogens stand die Frage nach den gesundheitlichen Belastungen der Erzieherinnen und Erzieher im Hinblick auf ihre Arbeit im Mittelpunkt. Ferner sollten die Faktoren, die zur Stressbelastung führen, ermittelt werden. Um die interessierenden Informationen hinsichtlich der psychischen und psychosozialen Beschwerden durch den Fragebogen zu erfassen, wurden einzelne Fragen aus den Burn Out Screening Skalen/ BOSS I (Hagemann & Geuenich, 2010) verwendet. Dieses Verfahren wurde an der Universität zu Köln speziell für die Burnout-Diagnostik entwickelt und besteht aus zwei unabhängig voneinander einsetzbaren Fragebögen („BOSS I" und „BOSS II") mit jeweils 30 Items. Zusätzlich wurden einzelne Fragen aus dem Work Ability Index-Fragebogen (H.M. Hasselhorn, G. Freude, 2007) genommen, um die Arbeitsfähigkeit und die empfundene Belastung zu erfassen. Darüber hinaus wurden zusätzliche, für die Fragestellung und die Berufsgruppe relevante Items in den Fragebogen aufgenommen. Der erste Teil des erstellten Fragebogens erhebt soziodemografische und arbeitsplatzbezogene Daten. Im Anschluss werden Daten zur Arbeitsbelastung (Work-Ability-Index) erfasst (2 Fragen). Es folgen Fragen zu Arbeitsbedingungen und Betriebsklima(7 Fragen), zur Arbeit mit den Eltern (5 Fragen) und zu den betreuten Kindern(5 Fragen). Es folgt eine offene Meinungsfrage zu den Belastungsfaktoren im Kita-Alltag. Der letzte Frageblock ist den BOSS I entnommen und erfasst persönliche und gesundheitliche Belastungen (7 Fragen). Der größte Anteil der Fragen ist geschlossen formuliert, d.h. es werden Antworten vorgegeben. Die Antwortvorgaben ergaben sich aus der Forschungsfrage bzw. den Erfahrungen anderer Studien. Der Vorteil dieser Frageform besteht darin, dass Ergebnisse besser vergleichbar gemacht werden können und die Antworten nicht erst kategorisiert werden müssen. Für den Aufbau des Fragebogens spielt speziell die Reihenfolge der Fragen eine wichtige Rolle. Als Einleitungsfragen eignen sich Fragen, die von allen Befragten leicht beantwortet werden können, z.B. wurden die Fragen nach den allgemeinen Betriebsdaten an den Anfang des Fragebogens gestellt. Die etwas komplexere Meinungsfrage wurde in die Mitte des Fragebogens gestellt. Zudem wurde darauf geachtet, dass die Anzahl der vorgegebenen Antworten nicht zu hoch ist (höchstens sieben Antwortkategorien) und dass Fragen zum gleichen Sachverhalt in Fragenkomplexen zusammengefasst und hintereinander abgefragt wurden. In der **Tabelle 1** wird der Fragebogen, wie er an die Teilnehmer ausgegeben wurde, dargestellt. Bei den meisten Fragen wurde das Skalierungsverfahren mit fünffach gestuften Intervall-Skalen genutzt. Bei den Fragekomplexen zum Betriebsklima, zur Arbeit mit den Kindern und Eltern, zu beruflichen Problemen und gesundheitlichen Belastungen wurde die

Likert-Skala mit vermuteten Statements mit Bezug zum interessierenden Sachverhalt genutzt (vgl. Pieter/Fröhlich/Papathanassiou, 2013, S.33), um so die Einstellung der befragten Personen messbar zu machen.

Tab. 1: Fragebogen

Fragebogen für Erzieherinnen und Erzieher zum

Thema Gesundheitsprobleme und Stressbelastungen

Liebe Kolleginnen und Kollegen,

Auf den folgenden Seiten finden Sie einige Fragen, die mögliche Belastungen im Erzieherin-nenberuf erfassen. Wir bitten Sie ganz herzlich, den Fragebogen auszufüllen! Aus den Ergebnis-sen der Befragung erhoffen wir uns Erkenntnisse über die Ursachen arbeitsbezogener Gesund-heitsbelastungen und Entlastungsmöglichkeiten für Erzieher und Erzieherinnen, z.B. im Rahmen der betrieblichen Gesundheitsprävention. Bitte kreuzen Sie bei jeder Aussage diejenige Ant-wortalternative an, die für Sie am ehesten zutrifft.

Angaben zur Person: weiblich männlich Alter: ___ Jahre

Berufserfahrung als Erzieher/in: _____ Jahre ich bin in einer Leitungsfunktion tätig

Meine (tatsächliche) **Wochenarbeitszeit** beträgt im Durchschnitt _____ Stunden

Wie schätzen Sie ihre derzeitige Arbeitsfähigkeit in Bezug auf die körperlichen Arbeitsanforde-rungen ein?

sehr gut eher gut mittelmäßig eher schlecht schlecht

Wie schätzen Sie ihre derzeitige Arbeitsfähigkeit in Bezug auf die psychischen Arbeitsanforde-rungen ein?

sehr gut eher gut mittelmäßig eher schlecht schlecht

Im Folgenden sind Angaben zwischen 0 und 5 möglich, wobei 0 = „trifft nicht zu", 5 = „trifft stark zu" bedeutet.

Arbeitsbedingungen und Betriebsklima						
1.Die Ausstattung der Einrichtung ermöglicht ein gutes Arbeiten	⓪	①	②	③	④	⑤
2. Die Gruppengröße ermöglicht ein gutes Arbeiten	⓪	①	②	③	④	⑤
3. In unserer Einrichtung wird mit Konflikten offen und konstruktiv umgegangen	⓪	①	②	③	④	⑤

6/21

4. Im Arbeitsalltag habe ich einen   ⓪ ① ② ③ ④ ⑤

großen Gestaltungs-und Entscheidungsspielraum

5. Gute Leistungen bzw. erfolgreiche   ⓪ ① ② ③ ④ ⑤

bewältigte Arbeitsaufgaben werden von der Leitung anerkannt und gewürdigt

6. Das Klima und die Zusammenarbeit unter   ⓪ ① ② ③ ④ ⑤

den Mitarbeitern/innen erlebe ich als sehr gut

7. Das Klima und die Zusammenarbeit   ⓪ ① ② ③ ④ ⑤

zwischen der Leitung und den Mitarbeitern/innen

erlebe ich als sehr gut.

Arbeit mit den Eltern

1. Die Elternarbeit verläuft sehr kooperativ   ⓪ ① ② ③ ④ ⑤

2. Die Eltern haben sehr hohe Ansprüche   ⓪ ① ② ③ ④ ⑤

3. Sie arbeiten aktiv an einer   ⓪ ① ② ③ ④ ⑤

Erziehungspartnerschaft mit

4. Ich erlebe die Arbeit mit den Eltern   ⓪ ① ② ③ ④ ⑤

als sehr anstrengend

5. Es gibt häufig Konflikte mit den Eltern   ⓪ ① ② ③ ④ ⑤

Angaben zu den betreuten Kindern

1. Die Kinder sind kooperativ und motiviert   ⓪ ① ② ③ ④ ⑤

2. Die Kinder sind eher schwierig   ⓪ ① ② ③ ④ ⑤

im Umgang

3. Sie haben Verhaltensauffälligkeiten   ⓪ ① ② ③ ④ ⑤

4. Sie haben Disziplinprobleme   ⓪ ① ② ③ ④ ⑤

5. Sie haben keine/ nur geringe   ⓪ ① ② ③ ④ ⑤

Deutschkenntnisse

Bitte nennen Sie die Belastungsfaktoren in ihrer Einrichtung, die ihrer Meinung nach zu Stress und Überforderung des Personals führen:

Persönliche und gesundheitliche Belastungen

1. Ich mache mir zunehmend Sorgen um meine Gesundheit   ⓪ ① ② ③ ④ ⑤

2. Meine Frustrationstoleranz ist herabgesetzt   ⓪ ① ② ③ ④ ⑤

3. Ich empfinde bereits kleine Anforderungen als Belastung   ⓪ ① ② ③ ④ ⑤

4. Ich bin mir selbst fremd geworden   ⓪ ① ② ③ ④ ⑤

5. Ich bemerke zunehmend Konzentrationsschwierigkeiten   ⓪ ① ② ③ ④ ⑤

6. Ich schlafe schlecht   ⓪ ① ② ③ ④ ⑤

7. Es fällt mir schwer, mich zu entspannen und   ⓪ ① ② ③ ④ ⑤
Abzuschalten

Vielen Dank für Ihre Teilnahme!

Verena Kochs

Master Prävention und Gesundheitsmanagement

Selbstverständlich werden alle Daten anonym ausgewertet, Sie brauchen also Ihren Namen nicht anzugeben.

Aufgabe 2) Auswertung mittels deskriptiver Statistik

Ergebnisse

Der Fragebogen wurde von allen 22 Teilnehmern vollständig ausgefüllt.

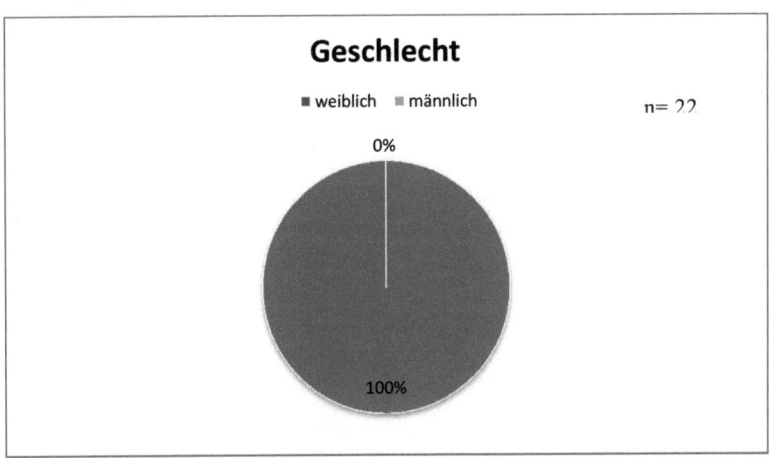

Abb. 1: Geschlechterverteilung in der befragten Stichprobe (relativ)

Wie aus **Abb. 1** hervorgeht, waren alle 22 Befragten (100 %) weiblichen Geschlechts. Dabei war die junge Altersgruppe zwischen 26 und 33 Jahren mit 7 Studienteilnehmern (31,8 %) am stärksten vertreten (vgl. **Abb. 2**). Direkt dahinter liegt die Gruppe der Erzieherinnen zwischen 34 und 41 Jahren (27,3 %). Den kleinsten Anteil bildet mit 4,6 % die Altersgruppe zwischen 58 und 65 Jahren. Der Altersdurchschnitt liegt bei 37,5 Jahren und die Standardabweichung (SD) bei 10,8 Jahren.

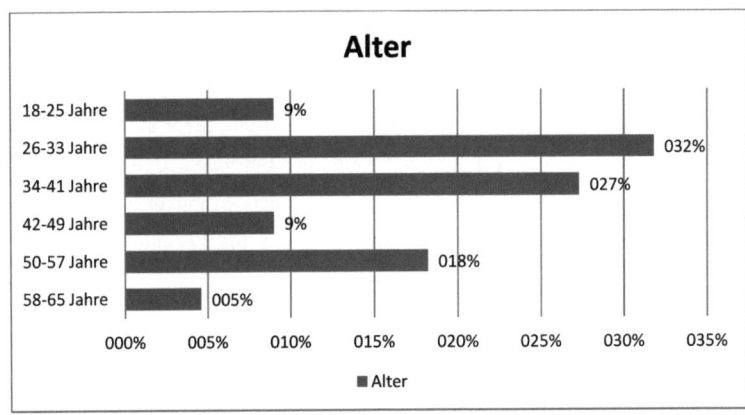

Abb. 2: Altersverteilung in der befragten Stichprobe (relativ)

Wie **Abb. 3** zeigt, hatten die meisten der Befragten eine Berufserfahrung von 1 bis 5 Jahren (27,3%). Zugleich war der Anteil an Erzieherinnen und Erziehern mit sehr großer bzw. langer Berufserfahrung beachtlich: 22,7 % verfügten über eine Berufserfahrung von 21 bis 30 Jahren und 9,0 % sogar von 31 bis 40 Jahren. Demnach hatten über die Hälfte (54,3%) der befragten Erzieherinnen mehr als 10 Jahre Berufserfahrung. Der Mittelwert lag hierbei bei 14,8 Jahre und die Standardabweichung bei 10,6.

Darüber hinaus gaben 8 der Befragten (36,4%) an, in ihrer Einrichtung eine Leitungsfunktion auszuüben.

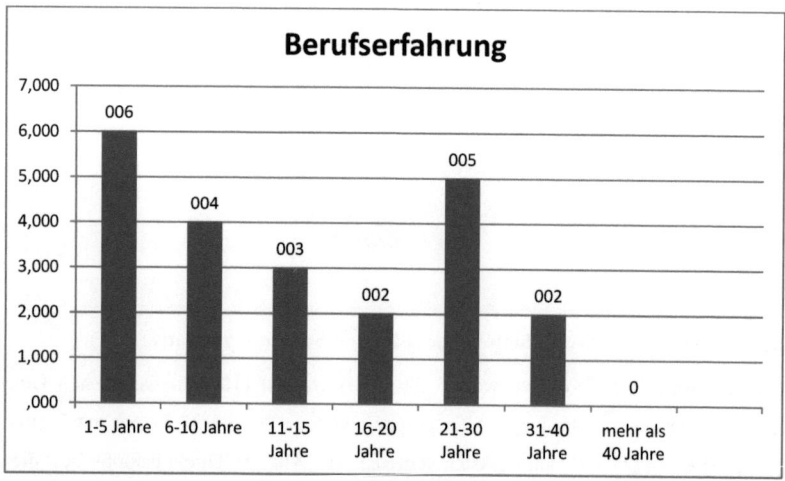

Abb. 3: Berufserfahrung in Jahren (absolut)

Auf die Frage nach ihrer tatsächlichen Wochenarbeitszeit antworteten 46 % (10) der befragten Erzieherinnen, dass diese in etwa dem Umfang einer vollen Stelle entspricht (37 bis 40 Stunden). 9% (2) geben an, regelmäßig zwischen 41 und 50 Stunden pro Woche zu arbeiten. Mehr als 51 Stunden pro Woche arbeitet nach eigenen Angaben keine der Befragten. Demnach macht etwa jede Zehnte der Befragten regelmäßig Überstunden. Ein nicht geringer Anteil (36,4%) arbeitet in reduziertem Stellenumfang, d.h. bis 30 Stunden pro Woche (vgl. **Abb. 4**).

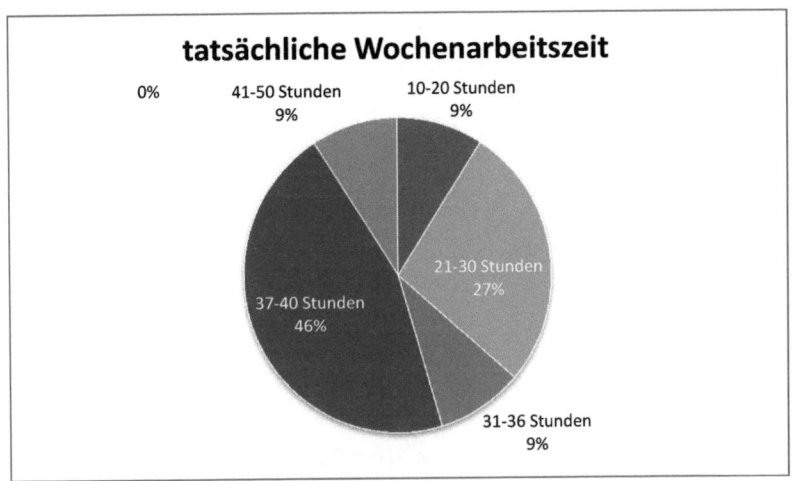

Abb. 4: Tatsächliche Wochenarbeitszeit in Stunden (relativ)

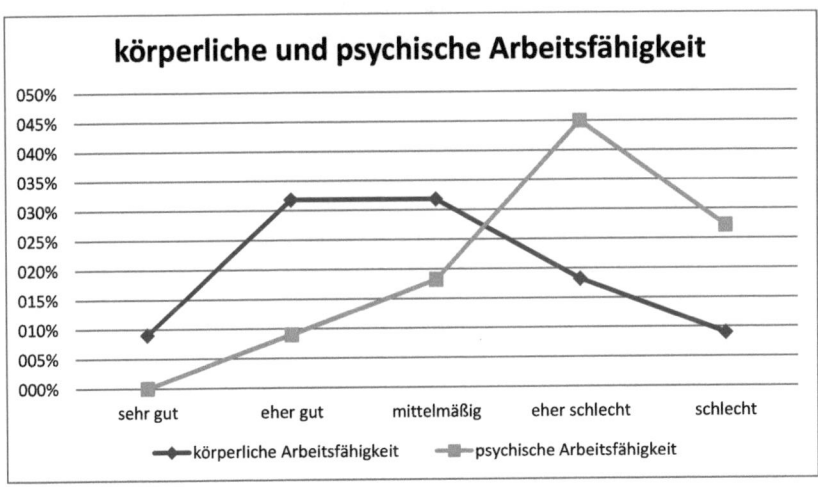

Abb. 5: Einschätzung der derzeitigen Arbeitsfähigkeit in Bezug auf die körperlichen und psychischen Arbeitsanforderungen (relativ)

Um die Einschätzung ihrer körperlichen und der psychischen Arbeitsfähigkeit durch die Teilnehmer vergleichbar zu machen, wurden die Ergebnisse ein einer Grafik zusammengefasst (vgl. **Abb. 5**). Über die Hälfte (63,6 %) der befragten Erzieherinnen empfinden ihre körperliche Arbeitsfähigkeit als ausreichend. Davon schätzen jeweils die Hälfte ihre Arbeitsfähigkeit als mittelmäßig oder als eher gut ein. 9 % (2) schätzen ihre körperliche Arbeitsfähigkeit als sehr gut ein, allerdings 27,2 % als eher schlecht bis schlecht.

In Bezug auf die psychischen Anforderungen hingegen schätzen fast 72,2 % ihre Arbeitsfähigkeit als kaum bis gar nicht ausreichend ein. Davon empfinden 27,2 % (6) sie sogar als schlecht. Nur 9 % (2) schätzen ihre Arbeitsfähigkeit in Bezug auf die psychischen Anforderungen als eher gut ein und keiner der Befragten als sehr gut.

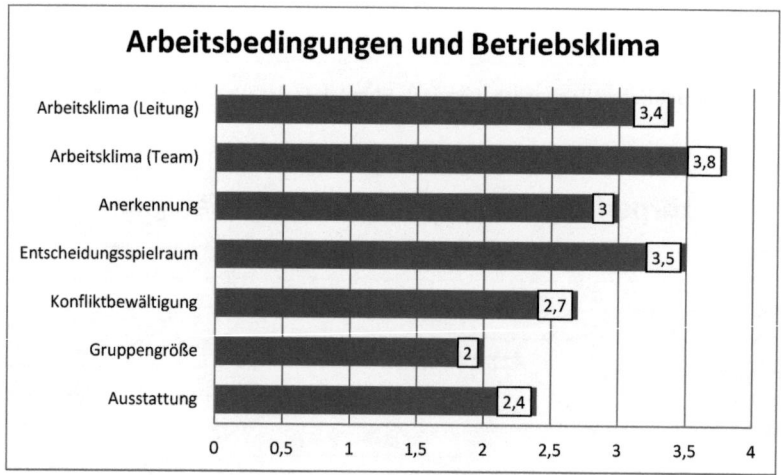

Abb.6: Mittelwerte zu Arbeitsbedingungen und Betriebsklima

Zu den folgenden Fragebereichen **Arbeitsbedingungen und Betriebsklima, Arbeit mit den Eltern, Arbeit mit den Kindern** und **persönliche/ gesundheitliche Belastungen** konnten mehrere Aussagenauf einer Likert-Skala von 0 bis 5 angekreuzt werden (0 = trifft nicht zu; 5 = trifft stark zu). (Items: siehe Fragebogen).

Die in **Abb. 6** dargestellten Mittelwerte der einzelnen Items liefern bereits erste Anhaltspunkte dafür, dass die befragten Erzieherinnen und Erzieher die Arbeitsbedingungen und das Arbeitsklima in ihren Einrichtungen recht positiv bewerten. Dies lässt auf eine zumeist starke Identifikation mit ihrer Arbeit und der Einrichtung schließen. Mehrheitlich hatten die Befragten das Gefühl, sehr autonom und selbstständig arbeiten zu können. Die Zufriedenheit mit dem Arbeitsklima unter den Mitarbeitern und mit der Leitung war relativ hoch ausgeprägt und auch die Anerkennung durch die Leitung wurde als eher gut bewertet. Eher kritisch wurden dagegen Gruppengröße und Ausstattung der Einrichtung beurteilt.

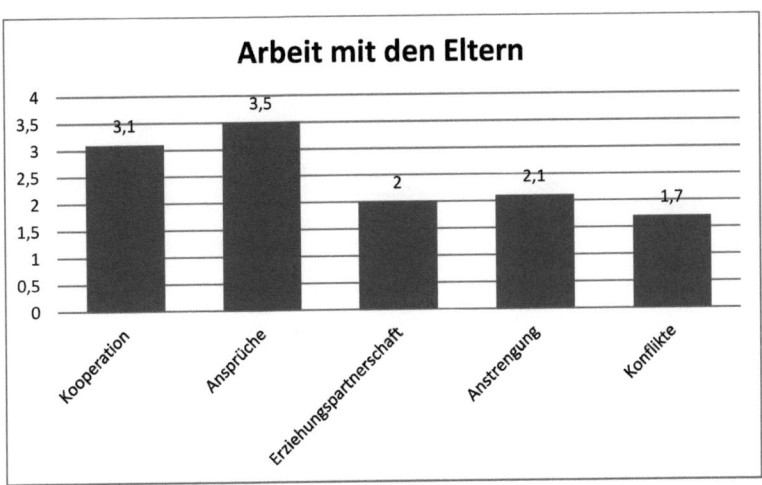

Abb.7: Angaben zur Arbeit mit den Eltern (Mittelwerte)

Wie die Mittelwerte in **Abb. 7** zeigen, bewerten die Teilnehmer die Partnerschaft mit den Eltern durchschnittlich als kooperativ. Allerdings sehen sich die meisten Erzieherinnen von Seiten der Eltern mit sehr hohen Ansprüchen konfrontiert (68, 2%), was zu einer Belastung werden kann. Im Durschnitt bewerteten die Teilnehmerinnen daher auch die Erziehungspartnerschaft nur teilweise als gut: 31,8 % waren der Meinung, dass die Eltern aktiv mit Ihnen zusammenarbeiten. Hingegen empfanden 68,2 % die Eltern als nur teilweise oder nicht engagiert. Zur Konflikthäufigkeit gaben 77,3 % der Erzieherinnen an, nur selten oder keine Konflikte mit den Eltern zu haben. Immerhin 13,6 % haben häufig Konflikte mit den Eltern.

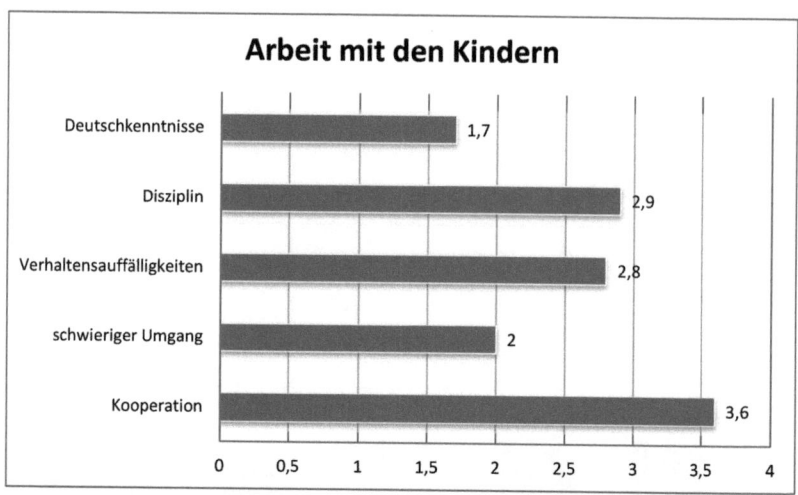

Arbeit mit den Kindern

Deutschkenntnisse	1,7
Disziplin	2,9
Verhaltensauffälligkeiten	2,8
schwieriger Umgang	2
Kooperation	3,6

0   0,5   1   1,5   2   2,5   3   3,5   4

Abb.8: Angaben zu den betreuten Kindern (Mittelwerte)

In **Abb. 8** werden die Angaben zur Arbeit mit den betreuten Kindern anhand der Mittelwerte dargestellt. Durchschnittlich sehr positiv bewertet wird die Motivation und Kooperation der Kinder. Jedoch werden auch Verhaltensauffälligkeiten und Disziplinprobleme festgestellt. 36,4 % erleben daher den Umgang mit den Kindern als eher schwierig. Mangelnde Deutschkenntnisse der Kinder sind ein eher geringes Problem. Hier gab die Mehrheit (77,3 %) der Befragten an, keine oder nur wenig Defizite zu beobachten.

In der offenen Frage wurden die Erzieherinnen aufgefordert, Faktoren zu benennen, die ihrer Meinung nach zu Stress und Überforderung des Personals führen. Aus den Angaben wurden Kategorien gebildet und die genannten Faktoren hierin zusammengefasst. **Abb. 9** gibt die Häufigkeit der Nennungen der gebildeten Kategorien wieder: Besonders auffällig ist die häufige (n=17) Nennung von Zeit- und Leistungsdruck und damit einhergehender Gleichzeitigkeit von Aufgaben. Dies wird in besonderem Maße als Belastung empfunden. Dies ist offenbar auf die unzureichende personelle Ausstattung zurückzuführen, welche die am dritthäufigsten genannte Kategorie darstellt (n=10). Da Personal fehlt, müssen wenige Erzieherinnen größere Gruppen betreuen. Die Kategorie Gruppengröße wurde entsprechend am zweithäufigsten genannt (n=14). Ebenso stellen geringe Bezahlung bzw. befristete Verträge und eine hohe Lärmbelastung aus Sicht der Befrag-

ten Belastungsfaktoren dar. Ferner wurden die Punkte „fehlende Anerkennung"
und „Probleme mit schwierigen Kindern" genannt.

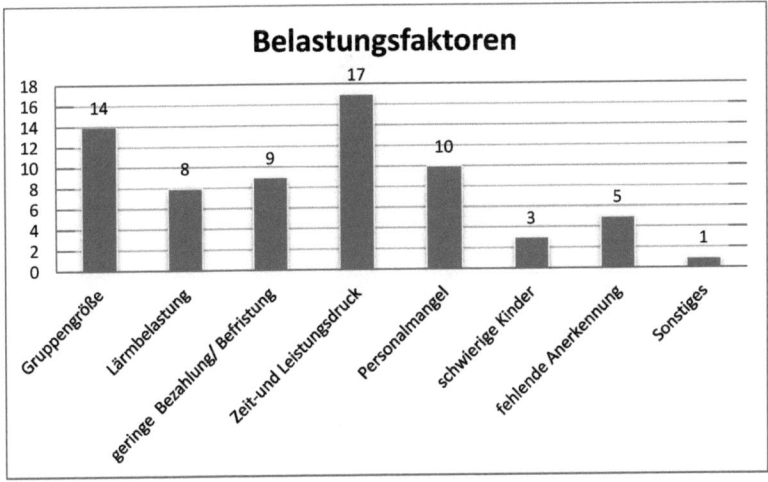

Abb. 9: Anzahl der Nennungen zu Belastungsfaktoren

Bei der Erfassung der persönlichen und gesundheitlichen Belastungen (**Abb. 10**)
zeigte sich folgendes Bild: Die dargestellten Mittelwerte zeigen die Tendenz,
dass ein Großteil der Befragten Schwierigkeiten hat, sich (nach der Arbeit) zu
entspannen. Zudem geben viele der Befragten an, unter Schlafstörungen zu leiden
und sich Sorgen um ihren Gesundheitszustand zu machen. Über die Hälfte, näm-
lich 59 % (13) geben an, sich nur schwer entspannen zu können, auf 18 % (4)
trifft dies sogar stark zu. Zudem gaben 41 % (9) an, zeitweise schlecht schlafen
zu können. Auffällig ist auch, dass sich 50 % (11) der Befragten vermehrt Sorgen
um ihre Gesundheit machen. Auf immerhin 41 % (9) trifft dies teilweise zu.
Desweiteren bemerken 18,2 % (4) der Befragten vermehrt Konzentrationsschwierigkeiten.

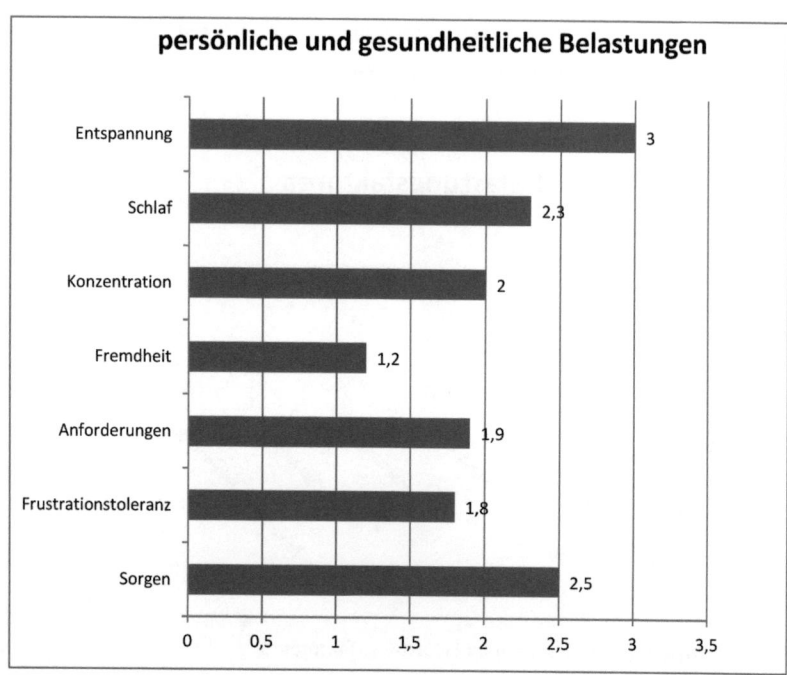

persönliche und gesundheitliche Belastungen

Entspannung — 3
Schlaf — 2,3
Konzentration — 2
Fremdheit — 1,2
Anforderungen — 1,9
Frustrationstoleranz — 1,8
Sorgen — 2,5

0   0,5   1   1,5   2   2,5   3   3,5

Abb.10: Angaben zu persönlichen und gesundheitlichen Belastungen (Mittelwerte)

Aufgabe 3) Handlungsempfehlungen

Aufgrund der Befragungsergebnisse wurden 3 Handlungsschwerpunkte für Interventionsmaßnahmen festgelegt, diese werden im Folgenden, nach Prioritäten geordnet, beschrieben.

1. Priorität: Stressbelastungen reduzieren

Die Befragungsergebnisse der Kindertagesstätte Maria Hilf in Neuss zeigen, dass ein Großteil der Erzieherinnen verschiedene Symptome einer Stressbelastung aufweisen: Viele der Erzieherinnen hat Probleme, nach der Arbeit zu entspannen, macht sich Sorgen um die eigene Gesundheit und gab an, unter Schlafstörungen zu leiden. Auffällig war auch, dass fast die Hälfte der Befragten ihre derzeitige Arbeitsfähigkeit in Bezug auf die psychischen Anforderungen als „eher schlecht" einschätzt, 27,2 % sogar als schlecht. In Bezug auf die körperlichen Anforderungen schätzten hingegen nur 18,2 % ihre derzeitige Arbeitsfähigkeit als „eher schlecht ein" und nur 9% als schlecht. Gleichzeitig gibt es auch zahlreiche Faktoren, die zu einer hohen Arbeitszufriedenheit beitragen: In erster Linie sind die inhaltlichen Freiräume in der Gestaltung der Arbeit als wirksamster Schutzfaktor vor psychischen Belastungen am Arbeitsplatz zu nennen. Diese wurden als hoch bewertet. Ebenso wurde das Arbeitsklima im Team als gut eingeschätzt und auch die Arbeit mit den Kindern wurde als positiv bewertet. Um dem hohen Stressempfinden der Belegschaft entgegenzuwirken und die eignen Ressourcen zu stärken, könnten im Rahmen der betrieblichen Gesundheitsförderung Angebote zur Entspannung (vom Autogenen Training bis zum Yoga oder Tai Chi) gemacht werden sowie Techniken der Stressbewältigung und Stressvermeidung angeboten werden. Die Kinder können die Entspannungstechniken ebenfalls erlernen, da auch sie dem Lärm und oft subjektiv empfundenem Stress ausgesetzt sind. Da sich die Erzieherinnen auch mit verhaltensauffälligen Kindern konfrontiert sehen, könnten auch diesen Kindern Entspannungseinheiten und Reizreduktion helfen. Wenn möglich, kann hierfür ein Raum in der Einrichtung in einen „Snoozle-Raum" umgestaltet werden. Entspannungsphasen stellen zudem einen guten Übergang von Bewegungsangeboten zu konzentriertem Arbeiten (z.B. Basteln) dar. Da auch die Lärmbelastung (bzw. zu große Gruppen) zum Stress beiträgt, sollte das Außengelände der Kita möglichst intensiv genutzt werden. Auf lange Sicht ist die Lärmbelastung wohl nur durch kleinere Gruppen zu reduzieren.

2. Priorität: Kommunikation und Wertschätzung fördern

Der Führungsstil der Leitung sowie das allgemeine „Betriebsklima" können zu einer hohen Zufriedenheit der Erzieherinnen beitragen(vgl. Schellknecht, 2006, S. 92). Durch ein gut funktionierendes Team und gegenseitige soziale Unterstützung können Belastungen im Erzieherinnen-Alltag gemildert werden. In der Befragung zeigte sich, dass das Arbeitsklima im Team besser bewertet wurde als das Arbeitsklima zwischen Leitung und Team. Auch wurde bei den Belastungsfaktoren fehlende Anerkennung als ein Punkt genannt, wenn auch nur von fünf der Befragten.

Ein weiterer Belastungsfaktor ist in der Arbeit mit den Eltern zu sehen: Die Erzieherinnen wünschen sich hier eine stärkere Unterstützung bei der Erziehungsarbeit und sehen sich mit einer hohen Anspruchshaltung der Eltern konfrontiert.

Hier kann der Einsatz einer Supervision sinnvoll sein. Im Rahmen der Supervision werden Probleme und Fragen des beruflichen Alltags reflektiert und geklärt, wie zum Beispiel Schwierigkeiten bei der Zusammenarbeit mit den Eltern, Umgang mit „schwierigen Eltern", Kommunikationsschwierigkeiten im Team oder mit der Leitung – und gemeinsam Handlungsperspektiven entwickelt. Hierbei wäre es sinnvoll, dass zumindest zu Beginn des Supervisionszirkels das ganze Team mit einbezogen wird und auch professionelle Betreuung in Anspruch genommen wird.

Ebenfalls sinnvoll wäre es, wenn die Leitung ein Führungsseminar besucht.

Eine verstärkte aktive Elternarbeit hilft dabei, die gemeinsame Erziehungsarbeit in den Vordergrund zu stellen.

3. Priorität: organisatorische Veränderungen

Es zeigte sich, dass Personalmangel, zu hohe Gruppenstärke und die Menge sowie Gleichzeitigkeit der Aufgaben (Zeitdruck) die stärksten organisatorischen Belastungsfaktoren darstellen. Dies bestätigen auch der DGB Index „Gute Arbeit" (DGB, 2007/2008) sowie weitere Studien. Das kann sich zum einen sehr ungünstig auf die Gesundheit der Erzieherinnen auswirken, zum anderen leidet die Qualität der Betreuungsarbeit. Es müsste eine Zusatzkraft oder „Springkraft" (z.B. bei Krankheit) eingestellt werden, um die Gruppen verkleinern zu können. Besonders wichtig ist dies bei der Betreuung der Unter-Dreijährigen und verhaltensauffälligen Kindern. Hier kann das betriebliche Gesundheitsmanagement nur bedingt helfen. In Absprache mit dem Träger muss eine Lösung gefunden werden (bzw. der politische Druck erhöht werden), um die Personalausstattung zu verbessern, d.h. ein-bis zwei zusätzliche Stellen zu finanzieren oder Halbtagsstellen aufzustocken.

Aufgabe 4) Mögliche Probleme Feldforschung

Bei der durchgeführten Feldforschung wurde die Methode der schriftlichen Befragung zur Erhebung empirischer Daten gewählt. Der Vorteil dieser Methode liegt zum einen im geringen Personalaufwand, der hieraus resultierenden Kostengünstigkeit und der leichten Auswertbarkeit. Da schriftliche Befragungen in der

Regel als anonymer empfunden werden, kann sich dies positiv auf die ehrliche Beantwortung der Fragen auswirken.

Jedoch birgt diese Methode auch Nachteile. Durch die Anonymität bleibt unklar, wer die Fragebögen ausgefüllt hat. Ein Nachfragen bei unklaren Fragen bzw. Antworten ist nicht möglich. Zudem fordern schriftliche Befragungen einen hohen Strukturierungsgrad der einzelnen Befragungsinhalte. Ein weiteres Problem kann in ungenügend ausgefüllten Fragebögen liegen, so sollten die Bögen z.b. nicht doppelseitig bedruckt sein, da das Ausfüllen der Rückseite oft vergessen wird.

Die Rücklaufquote der Bögen hängt vom Thema der Befragung ab und ob sich die Adressaten angesprochen fühlen. Hier ist es zudem besonders wichtig, die Sprache und den Bildungsgrad des angesprochenen Personenkreises zu berücksichtigen. Ein Anschreiben, das auf die Wichtigkeit der Unterstützung der Befragten hinweist, kann hilfreich sein. Zudem sollte die Anonymität der Befragung garantiert werden. Im vorliegenden Fragebogen wurde zudem auf die Möglichkeit der Verbesserung der Arbeitsbedingungen durch die Ergebnisse hingewiesen, was einen zusätzlichen Anreiz für die Befragten darstellt. Die Rücklaufquote kann geringer ausfallen als beim persönlichen Interview. Durch Anreize, Nachfassschreiben und der Vorgabe einer Deadline kann dem entgegengewirkt werden.

Viele Probanden haben die Neigung, sozial erwünschte Antworten zu geben. Dies kann zu Verzerrungen in der Beantwortung der Fragebögen führen. Daher sollten bei der Itemauswahl diejenigen Items mit der geringsten sozialen Erwünschtheit gewählt werden oder auch Fragen in anderer Form an einer anderen Stelle des Fragebogens wiederholt werden, um die tatsächliche Einstellung der Probanden zu kontrollieren. Die garantierte Anonymität trägt ebenfalls dazu bei, das Problem sozial erwünschter Antworten zu reduzieren. Die Ergebnisse der vorliegenden Befragung sind nur bedingt auf nicht untersuchte Personen übertragbar (valide), da die Anzahl der Befragten sehr gering war und damit keine repräsentative Auswahl darstellte.

Literaturverzeichnis

Badura/Ducki/Schröder/Klose/Meyer (2012): Fehlzeiten-Report 2012, Schwerpunktthema: Gesundheit in der flexiblen Arbeitswelt: Chancen nutzen, Risiken minimieren. Berlin: Springer

Deutscher Gewerkschaftsbund (DGB)/Internationales Institut für empirische Sozialökonomie (INIFES) (2007/2008): DGB-Index Gute Arbeit - Arbeitsqualität aus Sicht von Erzieherinnen und Erziehern. Frankfurt a.M.

Hagemann, W. & Geuenich, K. (2010). Burnout-Screening-Skalen (BOSS). Manual. Göttingen: Hogrefe.

Konzept-e für Bildung und Soziales GmbH (2013): Erzieherinnen und Erzieher sind gesundheitlich stark belastet. unter: http://www.invest-in-future.de/ge/konzept-e/presse/mitteilungen.php?we_objectID=734 [abgerufen am 01.06.2014].

H.M. Hasselhorn, G. Freude (2007): Der Work Ability Index - ein Leitfaden. 1. Auflage. Bremerhaven: Wirtschaftsverlag NW Verlag für neue Wissenschaft GmbH

Pieter, A., Fröhlich, M., Papathasnassiou, V. (2013): Studienbrief Forschungsmethoden. DHfPG: Saarbrücken

Porst, R. (2009): Fragebogen: Ein Arbeitsbuch, 2. Aufl., Wiesbaden: Verlag für Sozialwissenschaften

Schellknecht, S.(2006): Entwicklung emotionaler Kompetenz im frühpädagogischen Bereich: Jena

Tabellenverzeichnis

Abbildungsverzeichnis